# NOTICE

SUR UN TRAITEMENT MÉTHODIQUE

# DES HERNIES

ET

## DES DÉPLACEMENTS DE LA MATRICE.

PAR J. LEMAUX,

DOCTEUR EN MÉDECINE,

EX-CHIRURGIEN DE L'HÔPITAL DE MARLY-LA-VILLE, ANCIEN MEMBRE DU COMITÉ SUPÉRIEUR DE SEINE-ET-OISE.

PARIS.

CHEZ L'AUTEUR, RUE NEUVE-DES-BONS-ENFANTS, 9,

PRÈS LA BANQUE DE FRANCE.

1843

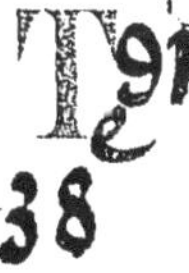

# NOTICE

SUR UN TRAITEMENT MÉTHODIQUE

# DES HERNIES

ET

DES DÉPLACEMENTS DE LA MATRICE.

IMPRIMERIE DE POMMERET ET GUÉNOT, RUE MIGNON, 2.

# NOTICE

SUR UN TRAITEMENT MÉTHODIQUE

# DES HERNIES

ET

## DES DÉPLACEMENTS DE LA MATRICE.

PAR J. LEMAUX,

DOCTEUR EN MÉDECINE,

EX-CHIRURGIEN DE L'HÔPITAL DE MARLY-LA-VILLE, ANCIEN MEMBRE DU COMITÉ SUPÉRIEUR DE SEINE-ET-OISE.

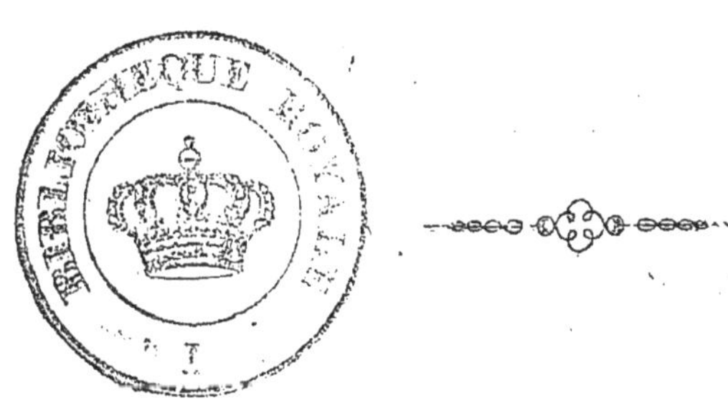


PARIS.

CHEZ L'AUTEUR, RUE NEUVE-DES-BONS-ENFANTS, 9,

PRÈS LA BANQUE DE FRANCE.

1843

Dans une notice sur le traitement méthodique des hernies, il deviendrait trop long d'établir une classification entre celles qui sont susceptibles d'être guéries d'avec celles qui ne le sont pas, je me contente donc d'indiquer des moyens mécaniques propres à remplir les conditions nécessaires dans la thérapeutique de ces maladies. Quant aux divers médicaments auxquels il est également utile de recourir, comme ils sont subordonnés à certaine action que l'on désire exercer dans telle espèce de descente, il faudrait nécessairement développer les circonstances où l'on doit faire un choix dans les substances médicamenteuses ; car on ne doit pas croire, comme le prétend le bandagiste des Herbiers (Vendée), que toutes les hernies réductibles guérissent par l'osmonde royale et les baies de cyprès, infusées dans le vin blanc, médicaments du reste que l'on trouve conseillés dans les auteurs qui se sont occupés de ces maladies. Il est vrai que tous ont prescrit conjointement l'usage d'un bon bandage, expression vague, puisque personne jusqu'à ce jour n'a indiqué les moyens pour qu'un bandage remplît les conditions que l'on désirait. A notre avis, il faut 1° que le bandage appliqué sur le malade n'exerce qu'une force de pression en rapport avec la hernie qui doit être maintenue; 2° que le ressort imitant les contours du bassin de chaque individu les embrasse sans presser aucune part, si ce n'est sur le point d'appui et la résistance, seuls endroits où son action doit avoir lieu; 3° il faut aussi que la pelote ne soit pas susceptible de se déformer par l'usage, qu'elle soit en même temps résistante, élastique, conforme à l'ouverture qui livre passage à la hernie et à la région inguinale sur laquelle on l'applique. Ces résultats dans les bandages ne pourront être obtenus qu'à l'aide des quatre instruments dont je parle dans cette notice, lesquels seront d'une indispensable nécessité, si l'on veut agir avec méthode dans chaque circonstance; ceci prouve qu'à chaque individu il faut un bandage confectionné d'après sa conformation, la forme et la dimension de sa hernie.

Je joins à la fin de cette brochure une gravure des différentes formes de pessaires en caoutchouc *pur*, que j'emploie dans les déplacements de la matrice, et qui sont fabriqués chez moi, personne ne connaissant notre manière de les confectionner.

La figure 1re représente un pessaire en cuvette et

la manière dont le chirurgien le ploie entre le pouce et les deux premiers doigts pour l'introduire facilement dans le vagin.

Figure 2. Pessaire plus profond que le premier, s'emploie comme lui dans les simples prolapsus.

Figure 3. Pessaire en sablier, qui convient dans les cystocèles et les rectocèles.

Figure 4. Pessaire en bilboquet. Je m'en sers fort rarement, à cause de la queue dont le frottement continuel entre les grandes lèvres occasionne de la douleur dans ces parties.

Figure 5. Pessaire plus élevé d'un côté que de l'autre, mis en usage dans les différentes obliquités de la matrice.

**Nota.** Il n'est pas inutile d'avertir que les pessaires durcis par l'action du froid reprennent leur élasticité par une douce chaleur.

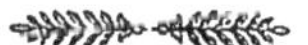

# HERNIES.

La simplicité des moyens que la chirurgie herniaire emploie dans ces maladies est sans doute le motif qui les fait abandonner à des personnes étrangères à l'art de guérir. Il n'y a cependant pas d'affections qui offrent autant d'intérêt que les hernies, car si l'on veut arrêter un instant son attention sur les nombreuses variétés qu'elles présentent, on reconnaîtra que des praticiens versés dans l'étude de ces maladies ont souvent été arrêtés par des difficultés qui ne laissaient pas de les embarrasser quelquefois.

Une fausse pudeur retenait jadis les personnes qui avaient besoin de conseils et de soins pour remédier à une infirmité qui, par elle-même n'ayant rien de blessant aux yeux de la société, faisait ridiculement regarder comme impropres au mariage les individus attaqués de descente. Maintenant que les malades savent à quoi s'en tenir sur une incommodité que l'on peut avouer sans crainte, ils n'hésitent pas à accorder leur confiance même à des personnes étrangères à la chirurgie, et qui, loin de la mériter, font porter des appareils plus propres à aggraver les maladies qu'à leur donner du soulagement.

Le blâme, en pareil cas, ne doit pas être entièrement du côté des malades, puisque les chirurgiens ont habitué leurs clients à s'adresser à des marchands de bandages, qui, n'ayant aucune connaissance des parties déplacées, appliquent au hasard un moyen de contention sans savoir s'il sera plus nuisible qu'utile. C'est ainsi que, considérant les appareils mécaniques employés dans ces affections comme trop peu chirurgicaux, ils ont abandonné volontairement une branche importante de l'art de guérir.

En laissant à l'industrie le soin de la fabrication et de la confection des appareils herniaires, ne serait-il pas dans l'intérêt des malades que les chirurgiens seuls s'occupassent d'ordonner et d'appliquer à chaque personne ce qui conviendrait à son affection? Indépendamment du bien-être qui en résulterait pour tous, nos confrères, surtout en province, trouvant un nouveau moyen d'agrandir leur clientèle, feraient avancer la thérapeutique de ces maladies par de nombreuses observations, lesquelles tendraient à apporter de grandes améliorations dans cette branche chirurgicale.

Les procédés que l'art emploie pour la guérison des hernies sont au nombre de trois. Premièrement, les moyens chirurgicaux, qui consistent à porter l'instrument tranchant dans une hernie, afin que les adhérences d'une cicatrice s'opposent pour toujours à l'issue des organes. Mais des opérations de cette nature ne se font pas sans entraîner une certaine gravité, quelle que soit l'habileté de l'opérateur; et d'ailleurs peut-on être assuré, quand bien même les malades voudraient tenter ces chances de guérison, que le succès serait toujours la conséquence d'une opération capable de compromettre leur existence? Or les hernies ne sont jamais une infirmité assez grave pour que le médecin doive exposer ceux qui les portent à un danger de mort.

Les moyens hygiéniques proposés également pour la guérison radicale des hernies consistent à rester au lit pendant un espace de temps variable de six mois à deux ans, afin que l'orifice qui livrait passage aux hernies ait le temps de se rétrécir. En effet, c'est une loi de l'organisation que toutes les ouvertures naturelles ou accidentelles se rétrécissent ou se ferment quand vient à cesser la fonction qu'elles remplissaient de livrer passage à un corps quelconque. Mais ce repos prolongé doit être absolu, sinon les malades se voient perdre en un instant toute amélioration qui pourrait exister, puisque le moindre effort de leur part, soit pour se lever, soit pour aller à la garde-robe, peut dans un instant ouvrir l'orifice qui livrait passage à la descente, et détruire ainsi les faibles adhérences qui existaient. Ainsi les moyens hygiéniques sont presque impraticables, malgré la meilleure volonté, à cause de la longueur du temps nécessaire en pareille circonstance.

Il reste donc les moyens mécaniques. Ceux-ci offrent les plus grandes ressources dans ces affections, mais ils ont besoin de subir de notables modifications, si l'on veut avoir une méthode rationnelle dans ces maladies.

Dans cette branche de la chirurgie, j'ai voulu étudier ces maladies sous leurs formes variées, et appliquer un traitement aux différents cas qui se présentent. Le bandage a la plus grande part dans le traitement à employer; mais il est d'observation, par les auteurs qui se sont exclusivement occupés de ces maladies, que certains médicaments exercent aussi une action incontestable, seulement il s'agit d'étudier les circonstances dans lesquelles tel ou tel remède peut être utilement administré. Quels avantages, en effet, peut-on retirer des médicaments, s'ils ne sont appropriés à l'âge, au sexe, au tempérament des individus, si l'on n'établit pas une distinction entre les hernies susceptibles d'être guéries d'avec celles qui ne le sont pas? Il arrive alors que l'on fatigue inutilement les organes sans améliorer l'état des maladies.

Pour ce qui est des moyens mécaniques, personne, jusqu'à présent, n'a fait précéder leur emploi d'instruments destinés à régler la conduite du chirurgien, lorsqu'il veut déterminer d'une manière exacte l'ensemble du bandage qui doit être appliqué au malade. Il est cependant de la plus haute importance de soumettre à une régularité presque mathématique les appareils dont on se sert dans ces maladies. Je dois par conséquent parler de certains instruments nouveaux, sans le concours desquels il est impossible d'agir d'une manière méthodique dans le traitement des hernies. Ces instruments, au nombre de quatre, sont :

1° Le *pelvimètre*, ou compas du corps, se rapprochant pour la forme de celui de Coutouly, et donnant exactement l'épaisseur du malade, en le mesurant de l'épine du pubis à la partie correspondante de la région sacro-vertébrale.

2° Le *pelvitrace*, lame métallique, armée de deux

pelotes, dont l'une antérieure, fixée à l'extrémité de cette lame, se place sur l'ouverture herniaire, tandis que la postérieure s'avance ou se recule, au gré du chirurgien, pour se placer sur la région sacro-vertébrale, et la distance d'une pelote à l'autre exprime en centimètres la largeur du côté où existe la hernie. De plus, cette tige de métal, se courbant exactement sur le corps, conserve dans sa forme les enfoncements ou les saillies qui se présentent sur le bassin de chaque individu, afin que cette même conformation étant établie sur le ressort, celui-ci ne soit sujet à aucune décomposition de force dans son application, vu que le point d'appui et la résistance sont les seuls endroits où son action doit être exercée.

3° Le *piesmomètre* (πιτομος, pression; μέτρὸν, mesure), instrument qui a pour but de faire connaître mathématiquement la force de pression nécessaire au maintien d'une hernie, et de mouler, sur la région inguinale, à l'aide de la chaleur du corps et d'une pelote en cire, la forme de cette région et celle de la pelote devant être adaptée au ressort.

4° Le *dynamomètre*, servant à désigner d'une manière pondérique la force de pression d'un ressort, lorsqu'il se trouve au degré d'écartement déterminé par le pelvimètre.

Comme il est de la plus haute importance, dans les hernies, de pouvoir se rendre un compte exact des moyens que l'on emploie dans chaque circonstance, le docteur Cresson d'Orval, mon beau-père, et moi, avons également reconnu que les pelotes destinées à fermer les orifices qui livrent passage aux viscères avaient un grand rôle à remplir, suivant qu'il s'agissait d'une hernie oblique ou directe, soit que l'on veuille comprimer le canal inguinal ou bien le collet du sac et le sac lui-même dans une certaine étendue. Cette action si utile des pelotes ne peut avoir lieu que dans les cas où les hernies sont réductibles, c'est-à-dire n'ayant pas contracté des adhérences au dehors, soit avec le collet du sac ou avec le sac lui-même.

Mais lorsque des malades ont des hernies adhérentes, ils trouvent également de puissants secours dans nos moyens. En effet, les adhérences n'étant souvent que le résultat d'une sécrétion à la surface extérieure de l'intestin et intérieure du sac herniaire, laquelle, venant à s'épaissir, s'organise en une espèce de tissu cellulaire d'une résistance médiocre, que l'on peut, à l'aide de pelotes concaves, remplies d'air mobile, pousser progressivement de dehors en dedans, en faisant pénétrer une nouvelle colonne d'air dans la pelote, suivant le temps nécessaire pour faire disparaître les adhérences. La pelote, chassant devant elle l'intestin, par une pression douce et élastique, le conduit insensiblement dans l'abdomen, où elle le maintient pour toujours, par l'addition d'une nouvelle quantité d'air, qui lui fait prendre une forme convexe, de concave qu'elle était auparavant.

Indépendamment de l'action du bandage dans la destruction des adhérences, il faut accélérer cet effet par une alimentation conforme au but que l'on veut atteindre, et administrer en même temps des fondants et des purgatifs, les proportionnant à l'âge, au tempérament des malades, si toutefois ils ne sont pas contre-indiqués par leur constitution ou par l'affection de certains organes importants à la vie; dans ces cas, il vaudrait mieux laisser subsister les adhérences que de chercher à les détruire.

En combinant simultanément l'effet du bandage à l'extérieur avec des médicaments à l'intérieur, on fait disparaître un grand nombre de hernies adhérentes, qui, dans la majorité des cas, se font par agglutination.

Quant aux deux autres espèces d'adhérences, appelées *fibreuses* et *charnues*, on doit se contenter de les maintenir au moyen d'un bandage ou les soutenir avec un suspensoir; car il n'y a qu'une opération chirurgicale capable d'y remédier; et comme ce n'est pas toujours sans danger, puisqu'à l'étranglement près, le manuel opératoire est le même, dans beaucoup de cas, il n'y a pas de nos jours des malades tentés de se soumettre à de pareilles opérations.

La matière qui entre dans la composition des pelotes est toujours la même, c'est-à-dire du caoutchouc ; seulement, les préparations de ce suc gommo-résineux sont différentes, suivant que l'on emploie des pelotes pleines ou à air mobile. L'essentiel de ces préparations consiste à ce qu'aucune altération n'arrive pendant le temps que le malade porte son bandage.

Aucune substance ne pourra remplacer le caoutchouc, car, indépendamment de toutes les formes qu'on peut lui donner, il conserve une certaine élasticité, même dans les pelotes pleines, qu'il est impossible de rencontrer dans aucun autre corps solide. Ce serait peut-être ici l'occasion de donner des explications sur les avantages des pelotes à air mobile, dont l'inventeur, le docteur Cresson-d'Orval, et moi, les préparons d'une manière que les imitateurs n'ont pu atteindre jusqu'à présent; mais, comme leur utilité et leur moyen d'action seront expliqués en détail dans un travail sur les hernies, je me borne seulement à en faire mention.

A l'aide des moyens précédents, qu'il est impossible de ne pas appeler rationnels, et secondés par certains médicaments pris dans la classe des toniques, des astringents, et même des débilitants, suivant les circonstances (car les mêmes remèdes ne peuvent être employés dans tous les cas, ce qui serait ridicule), on peut, dans un grand nombre de circonstances, obtenir des résultats favorables, pourvu que la docilité des malades vienne concourir aux bons effets du traitement.

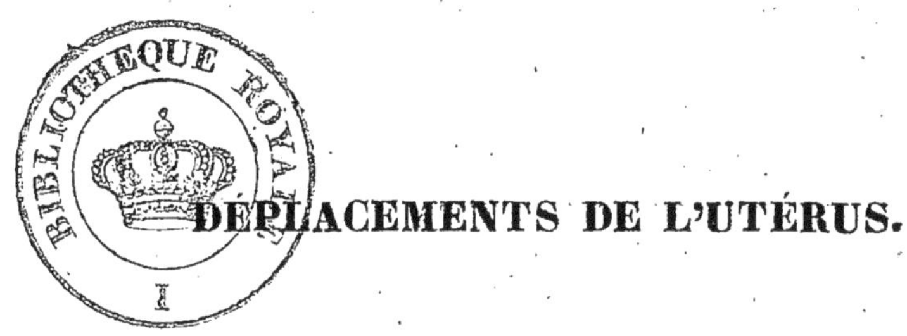


# DÉPLACEMENTS DE L'UTÉRUS.

Sans rechercher les causes qui peuvent donner lieu aux déplacements de la matrice, l'expérience nous a appris que les pessaires ordinaires, loin de remplir les indications, sont, dans la majorité des cas, plus nuisibles qu'utiles, surtout si les malades n'apportent pas une grande attention à retirer et remettre fréquemment en place ces moyens de contention, qui deviennent un assujettissement désagréable pour les personnes obligées de les porter. Les médecins qui, comme nous, ont occasion de recourir à leur emploi, ont dû reconnaître que la forme et la composition de ces petits appareils présentent des dangers réels dans les organes sexuels, où, de coutume, ils séjournent assez longtemps, vu que les femmes, ne pouvant les ôter et les replacer elles-mêmes, répugnent de se soumettre à une espèce de visite périodique qui blesse leur pudeur.

La forme annulaire donnée aux pessaires (dits *gimblettes*) n'a pas assez d'élévation pour qu'une fois appliqués ils puissent se maintenir en place. En effet, si l'on touche la femme deux ou trois jours après l'application de l'un d'eux, il sera placé, non plus horizontalement, mais perpendiculairement, et faisant ainsi l'office d'un corps étranger qui pousse l'utérus à droite ou à gauche dans la cavité du bassin.

Supposons pour un moment que ce genre de pessaire reste parfaitement en place, son ouverture étant généralement trop *étroite*, il n'y a que le col, qui, appuyant sur cette ouverture, se trouvera exposé à des frottements douloureux, capables de déterminer des excoriations et même des ulcérations de cette partie. En cela, il n'y a rien qui doive surprendre, si l'on pense que l'utérus se trouvant, d'une part, entre un corps dur, non élastique, et, de l'autre, obligé de supporter sans cesse tout le poids des intestins grêles, on comprendra les accidents qui peuvent être la suite de mauvais moyens dont on se sert journellement.

Loin de se contenter de la forme annulaire, on leur en a donné une elliptique, et même en 8 de chiffre, laquelle a l'inconvénient de distendre ce canal latéralement, sans qu'il lui soit possible de conserver celle que la nature lui a donnée, et les pessaires devraient au moins s'en rapprocher, attendu que les parties sexuelles, dans l'état normal, sont organisées de la même manière chez tous les individus. Dans l'emploi de ces moyens, l'on a eu l'intention de prendre un point d'appui sur les tubérosités ischiatiques et de mieux maintenir l'organe déplacé.

Est-il réellement bien possible que les ischions, éloignés de plus de quatre pouces, servent de soutien à ces pessaires? N'est-ce pas plutôt le vagin, qui, dans tous les cas, en vertu de sa contractilité, et à l'aide des parties molles environnantes, maintient dans son intérieur le corps sur lequel l'utérus est appuyé? Comme ces pessaires n'ont point une forme en harmonie avec le vagin, ils l'élargissent transversalement, et l'étroitesse de leur ouverture, à la partie moyenne, ne permettant pas au col utérin d'y pénétrer librement, celui-ci se trouve continuellement exposé à des frottements; ajoutez à cela le poids des intestins qui, faisant incliner l'organe dans différents sens, détermine une obliquité au prolapsus existant. Indépendamment de la gêne plus grande qu'ils occasionnent, les excoriations et les ulcérations du col devront être plus fréquentes dans ceux-ci, lesquels, ne pouvant se déplacer, irritent continuellement cette partie.

Maintenant, si l'on examine leur composition, improprement dite en gomme élastique, on verra qu'ils sont formés d'un tissu de drap, recouvert de plusieurs couches d'huile siccative de lin. Si les malades n'ont pas le soin de les retirer tous les quinze jours ou trois semaines, leur surface lisse s'enlève par écailles, la membrane muqueuse vaginale contracte des adhérences dans ces parties, et lorsqu'il s'agit de les ôter, il se fait des déchirures de cette membrane, lesquelles occasionnent de vives douleurs aux malades, et beaucoup d'autres accidents plus graves qu'il serait trop long de rapporter.

Les pessaires en buis et en ivoire, même ramolli, quelle que soit la forme qu'on leur donne, ne s'écaillent sans doute pas comme les précédents, mais ils sont beaucoup trop durs pour séjourner dans un organe tel que le vagin, sans y produire des accidents fâcheux; il est donc facile de comprendre l'éloignement de beaucoup de médecins pour tous ces petits appareils, préférant faire porter à leurs malades une éponge simple ou préparée. Quant à nous, nous avons toujours craint que les mucosités abondantes de ces parties, ne trouvant pas à s'écouler et baignant toutes les parties poreuses de l'éponge, n'échauffent le canal et ne l'irritent, sans pour cela maintenir l'organe dans une situation convenable; de plus, la femme est forcée de changer tous les jours cette éponge, ce qui ne peut lui procurer aucune amélioration.

Frappés des inconvénients attachés aux pessaires précédents, nous avons été conduits, dans l'intérêt des malades, à les faire en caoutchouc pur, se ployant à volonté pour l'introduction dans le vagin, et revenant sur eux-mêmes en vertu de leur élasticité. Leur forme plus ou moins profonde, suivant les circonstances, permet au corps de l'utérus de s'appuyer sur leurs bords, et le col se trouvant dans la cuvette à l'abri de tout frottement, sera exempt des excoriations et des ulcérations auxquelles il aurait été sans cesse exposé sans toutes ces précautions. En outre, par une longueur convenable, le vagin peut, en vertu de sa contractilité, se mouler autour du pessaire en l'embrassant dans toute sa circonférence, et de cette manière il le fera remonter plutôt qu'il ne lui sera possible de descendre. En effet, chez les femmes dont ce canal est contractile, en examinant la position du pessaire quelques jours après son application, on le trouve tout à fait en haut, ayant entraîné avec lui l'utérus. Ce mouvement d'ascension, également observé par plusieurs de nos confrères, est le plus favorable pour obtenir la guérison de certains déplacements, et prouve encore l'erreur de ceux qui veulent que les ischions lui servent de point d'appui. L'élasticité de ces petits appareils est aussi une condition favorable dans leur emploi; en effet, si, par des efforts violents de la part des malades, les muscles abdominaux se contractent plus ou moins sur les intestins, ceux-ci réagissant sur l'utérus, l'abaissent un peu malgré la résistance du pessaire et du vagin, mais, comme l'effort n'est qu'instantané, le pessaire, en vertu de son élasticité, revient sur lui-même, et, aidé de la contraction vaginale, il repousse en haut la matrice. Cet organe se trouve donc placé entre deux forces également élastiques, incapables de produire des frottements nuisibles à la sensibilité de son organisation.

Les incrustations et les adhérences ne sont nullement à craindre; l'expérience de M. Marjolin, celle de plusieurs médecins, ainsi que la nôtre, nous ont prouvé que les malades n'avaient qu'à se louer de leur emploi. A cet égard, nous sommes plus à même d'observer que beaucoup d'autres qui ne peuvent avoir, ainsi que nous, l'occasion fréquente de suivre ces maladies, ce qui nous a permis de constater ce qu'il y a réellement de mieux jusqu'à présent pour remédier aux déplacements. Loin de renouveler souvent leur application, nous nous sommes assuré qu'ils pouvaient séjourner huit, dix mois, un an, et même plus, sans qu'il en résultât le moindre danger, vu qu'ils ne s'altèrent en aucune façon. Il est certain que les retirer souvent, c'est fatiguer le vagin par des tiraillements douloureux plus nuisibles qu'utiles, et l'on perd fréquemment, par de semblables manœuvres, toute l'amélioration qui existe dans certains prolapsus.

Indépendamment de l'emploi du pessaire, la malade doit faire tous les jours des injections (excepté vers l'époque des règles), afin de donner du ton aux parties et les raffermir. De cette manière, elles acquièrent souvent assez de force pour se passer de ce moyen mécanique; car, à notre avis, le vagin et les parties environnantes concourent bien plus efficacement au maintien de l'utérus que ne le font ses ligaments, formés les uns d'un repli de péritoine, et les autres d'un tissu cellulaire condensé.

Les intestins exerçant sans cesse à la partie supérieure de la matrice et de ses dépendances une pression augmentée, d'abord par les contractions du diaphragme et des muscles abdominaux pendant l'acte de la respiration, ensuite par leur mouvement péristaltique pendant la digestion, un grand nombre de hernies et de prolapsus reconnaissent pour cause cette seule pression continuelle et insensible. Il devient donc indispensable de soulager ces parties du poids des viscères, si l'on veut leur donner de la force. A cet effet, on soutiendra extérieurement les intestins par une ceinture hypogastrique, dont l'action s'exercera immédiatement au-dessus du pubis au moyen d'un bourrelet qui, en comprimant la partie antérieure et inférieure de la région abdominale, permet à la masse intestinale de se répartir plus facilement dans toute l'étendue du bas-ventre.

Quand il s'agit de retirer les pessaires, soit qu'il faille en replacer un nouveau, ou bien que la malade n'en doive plus porter, il est certaines précautions que nous mettons en pratique, lesquelles sont justement appréciées par beaucoup de femmes qui craignent cette extraction, plus ou moins douloureuse.

La prudence prescrivant d'éviter tout tiraillement capable de distendre le tissu cellulaire qui unit le vagin aux parties environnantes, et par conséquent de produire un relâchement dans cet organe, nous introduisons un spéculum à deux valves jusqu'à la rencontre du pessaire, donnant alors aux deux branches le plus d'écartement possible, on le saisit au niveau de son ouverture inférieure avec une pince de Museux, laquelle se fixe facilement dans le caoutchouc, on l'engage entre les deux valves, et le tout est ainsi amené au-dehors sans faire souffrir la femme ni produire le moindre tiraillement. Quand elles n'en doivent plus faire usage, nous les engageons à garder le repos pendant une huitaine de jours, soit sur une chaise longue ou dans le lit, afin que la cessation de son emploi n'influe en aucune manière sur les organes. Ce temps doit être utilisé à faire fréquemment des injections toniques et astringentes, la malade faisant son possible pour conserver le liquide, soit en rapprochant fortement les cuisses ou en appliquant la main sur les parties extérieures. Si la ceinture a été employée concurremment avec le pessaire, il est très-avantageux de la conserver pendant un ou deux mois, afin de soutenir le paquet intestinal, et habituer insensiblement l'utérus, par une douce transition, à se passer de toute espèce de soutien.

Dans les déplacements de matrice, comme dans les hernies, on obtiendra des guérisons si les personnes qui en sont affectées se trouvent dans certaines conditions physioloques qu'il serait trop long de rapporter ici. Dans ce travail abrégé, nous avons eu l'intention de donner à nos confrères une idée exacte de la manière dont nous agissons à l'égard des malades qui nous sont adressés, et les mettre à même de fixer leur opinion sur la valeur de nos moyens thérapeutiques, comparativement à ce qui a été mis en usage jusqu'à présent pour ces diverses affections.

# PESSAIRES en CAOUT-CHOUC

*des Docteurs*

## LEMAUX & CRESSON DORVAL.

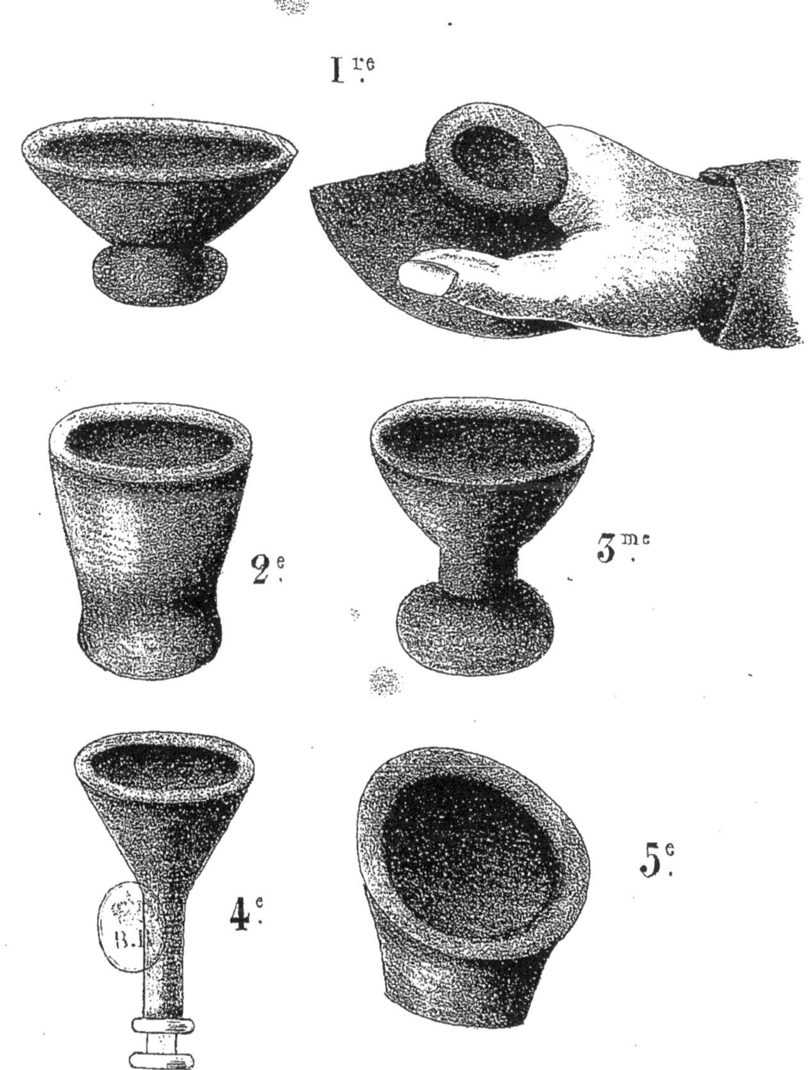

www.ingramcontent.com/pod-product-compliance
Ingram Content Group UK Ltd.
Pitfield, Milton Keynes, MK11 3LW, UK
UKHW021035220726
13924UKWH00001B/341

9 782019 285722